El libro de cocina esencial para la diabetes

Un enfoque práctico para revertir la diabetes sin ninguna medicina

Diana West

ÍNDICE

INTRODUCCIÓN

¿Qué es la diabetes?

La diabetes es un tipo de enfermedad en la que el cuerpo tiene problemas para controlar sus niveles de azúcar en sangre.

Esto puede provocar otros problemas de salud, como una mala circulación de la sangre. La diabetes no tiene cura, pero con el tratamiento adecuado puede controlarse y las personas con diabetes pueden llevar una vida larga y saludable.

La diabetes se produce porque el páncreas no produce suficiente cantidad de una hormona llamada insulina, o el cuerpo no responde bien a la insulina que se produce. La insulina desempeña un papel importante en la transformación del azúcar (glucosa) en energía que el cuerpo utiliza. Cuando se come, los niveles de azúcar en sangre aumentan y cuando lo hacen, el páncreas libera insulina en la sangre. La glucosa de la sangre se fija a un receptor de las células y entra en ellas para utilizarla como combustible para la producción de energía.

La insulina es una hormona que el cuerpo produce a partir de una de las otras células del páncreas, las células beta. La insulina controla la cantidad de azúcar (glucosa) que absorben las células del organismo. Cuando se come, la cantidad de comida o bebida que se ingiere ayuda a arrastrar el azúcar del sistema digestivo al torrente sanguíneo. Esto provoca un aumento de los niveles de glucosa, lo que hace que el páncreas libere insulina en el torrente sanguíneo. La insulina se une a los receptores de las células hepáticas, musculares y adiposas, abriendo canales que permiten que la glucosa entre en esas células.

Cuando la glucosa de los alimentos que ingerimos pasa al torrente sanguíneo, el páncreas libera una determinada cantidad de insulina. La insulina se une a esa glucosa en la sangre y la acompaña a diferentes lugares de nuestro cuerpo. Cuando esos lugares se llenan de glucosa, la insulina se vuelve y regresa al hígado, donde permanece hasta otro momento en que haya más azúcar en nuestro torrente sanguíneo.

En los pacientes diabéticos, los efectos de la insulina son diferentes a los de las personas sanas. Cuando la glucosa se adhiere a las células, éstas absorben más de lo normal. El páncreas libera entonces demasiada insulina. Esta liberación excesiva de insulina y la incapacidad del organismo para controlar sus niveles de azúcar en sangre es lo que conduce a la diabetes de tipo 2.

Aunque no hay cura para la diabetes, la diabetes de tipo 2 suele ser completamente controlable. Mantener la glucosa en sangre en niveles saludables puede requerir tiempo, esfuerzo y compromiso. Pero puede reducir en gran medida las complicaciones de la diabetes y disfrutar de una vida sana si cuenta con estrategias de control sólidas.

¿Por qué elegir recetas para diabéticos y cómo hacerlas?

Los platos para diabéticos se elaboran con menos calorías y grasas porque nuestro cuerpo no procesa correctamente los hidratos de carbono. Cuando se tiene diabetes, el cuerpo no puede responder a la insulina que se segrega, por lo que sólo es capaz de convertir una pequeña cantidad de glucosa en energía.

Intentar comer con normalidad puede ser difícil para las personas con diabetes, ya que comer puede hacer que el azúcar en sangre suba rápidamente. Comer en exceso también puede provocar picos de azúcar en la sangre. Las recetas para diabéticos tienen poca grasa y pocas calorías, lo que facilita comer hasta sentirse lleno sin consumir demasiadas calorías. Para las personas con diabetes, son preferibles las recetas con alto contenido en fibra. Los alimentos ricos en fibra tardan más en ser digeridos que otros alimentos, por lo que son mejores para mantener un nivel de azúcar en sangre constante. La fibra suele encontrarse en las verduras, las frutas, los cereales integrales (como el trigo bulgur y el arroz integral), las legumbres (como las judías secas) y los panes y pastas integrales.

También es importante que las personas con diabetes eviten los alimentos ricos en carbohidratos refinados y azúcares. Los alimentos azucarados pueden provocar niveles elevados de azúcar en la sangre, lo que puede dar lugar a complicaciones de salud.

Al mismo tiempo, es esencial que se mantenga activo y saludable. El ejercicio ayuda a controlar los niveles de glucosa en sangre gracias al aumento de la circulación en los músculos. La actividad regular también ayuda a mantener el cuerpo en forma y fuerte, con lo que se reducen las posibilidades de sufrir una discapacidad a medida que se envejece.

Fundamentos de la cocina para diabéticos

Las recetas para diabéticos suelen prepararse con ingredientes frescos, lo que garantiza que se obtengan más nutrientes de los alimentos. Además, los ingredientes frescos significan que la comida está menos procesada de lo que estaría con ingredientes enlatados o congelados.

En las recetas, procure combinar alimentos de valor nutricional similar: las carnes, las aves, el pescado y las verduras y frutas es mejor consumirlos juntos. Si tienes que combinar alimentos con diferentes valores nutricionales en una misma receta, elige los de mayor valor nutricional para tu dieta.

También es importante incluir una cantidad adecuada de fibra en su dieta, ya que le ayudará a sentirse lleno después de comer. También le ayudará a mantener estables sus niveles de azúcar en sangre.

Conozca los grupos de alimentos para diabéticos: los grupos de alimentos básicos son un buen punto de partida si quiere familiarizarse con los alimentos que puede comer y los que debe evitar. Entre ellos están: los cereales (integrales, como el pan de trigo integral, el arroz integral o el bulgur; los cereales ricos en fibra); las frutas; las verduras; los productos lácteos (leche, yogur y/o queso); las carnes; las aves; los huevos y las legumbres (frijoles); los frutos secos y las semillas.

Incorpora muchas verduras y frutas saludables. Estos alimentos son ricos en fibra y bajos en calorías, por lo que te aportarán muchos nutrientes sin llenarte.

Añada variedad a sus elecciones de alimentos. Para la mayoría de las personas, cuanto menos coman de los mismos alimentos, mejor se sentirán.

Añade frutos secos y semillas a tu dieta diaria. Los frutos secos son una buena fuente de proteínas, así como de calcio y otros nutrientes. También contienen una buena cantidad de fibra. Un puñado de frutos secos equivale a sólo 30 ó 40 calorías, así que disfrútelos como tentempié o en recetas.

Comprar fruta es fácil, pero si compras fruta congelada, la mayoría de las veces será más barata que comprar fruta fresca. Esto puede deberse a

> el hecho de que el procesamiento que implica la congelación causa más daños que el procesamiento que implica el guisado o el secado.

DESAYUNO

1. Burrito de desayuno con salchichas y pimientos

Tiempo de preparación: 10
minutos Tiempo de cocción:
15 minutos Raciones: 4

Ingredientes

- 8 onzas de salchicha de desayuno de cerdo a granel
- ½ cebolla picada
- 1 pimiento verde, sin semillas y picado
- 8 huevos grandes, batidos
- 4 tortillas (6 pulgadas) bajas en carbohidratos
- 1 taza de queso pepper jack rallado
- ½ taza de crema agria (opcional, para servir)
- ½ taza de salsa preparada (opcional, para servir)

Direcciones

1. En una sartén grande antiadherente a fuego medio-alto, cocine la salchicha, desmenuzándola con una cuchara, hasta que se dore, unos 5 minutos. Añada la cebolla y el pimiento. Cocinar, removiendo, hasta que las verduras estén blandas, unos 3 minutos. Añada los huevos y cocine, removiendo, hasta que los huevos estén cuajados, unos 3 minutos más.

2. Poner la mezcla de huevo en las 4 tortillas. Cubre cada una con el queso y dale forma de burrito.

3. Servir con crema agria y salsa, si se desea.

Nutrición Calorías: 486 Grasas: 36g Sodio: 810mg Carbohidratos: 13g Fibra: 8g Proteínas: 32g

2. Batido de calabaza y nueces

Tiempo de preparación: 5
minutos Tiempo de cocción:
0 minutos Raciones: 2

Ingredientes

- 1 taza de yogur griego natural
- ½ taza de puré de calabaza en lata (no la mezcla para pastel de calabaza)
- 1 cucharadita de especia de pastel de calabaza
- 2 paquetes (1 gramo) de estevia
- ½ cucharadita de extracto de vainilla
- Una pizca de sal marina
- ½ taza de nueces picadas

Direcciones

1. En un cuenco, bata el yogur, el puré de calabaza, la especia para tartas de calabaza, la stevia, la vainilla y la sal (o mézclelo en una batidora).
2. Repartir con una cuchara en dos cuencos. Servir cubierto con las nueces picadas.

Nutrición Calorías: 292 Grasa: 23g Sodio: 85mg Carbohidratos: 15g Fibra: 4g Proteínas: 9g

3. Sándwich de melón

Tiempo de preparación: 8
minutos Tiempo de cocción:
) minutos Raciones: 2

Ingredientes

- 4 rebanadas de pan tostado (50g)
- 6 lonchas de jamón ahumado
- 130 g netos de melón
- 4 cucharaditas de crema agria
- 4 hojas de lechuga

Direcciones

1. Tostar. Retirar los bordes grasos de las lonchas de jamón.
2. Cortar el melón en rodajas. Cortar la pulpa en rodajas finas.
3. Unte un lado de la tostada con crema agria. A continuación, cubra las rebanadas con la rodaja de melón, el jamón y la ensalada.
4. Unte la segunda rebanada de pan tostado con crema agria y colóquela sobre la rebanada cubierta.

Nutrición: Calorías 350 kcal Hidratos de carbono 31 g
Proteínas 21 g Grasas 10 g

4. Lenteja de leche de mantequilla

Tiempo de preparación: 30
minutos Tiempo de cocción:
10 minutos Raciones: 2

Ingredientes

- 2 huevos
- 60 g de sémola
- 120 ml de suero de leche
- Sal, zumo de limón, edulcorante (líquido)
- 4 cucharadas de quark bajo en grasa
- 200 g de fresas
- 2 cucharaditas de nueces
- 3 cucharaditas de aceite

Direcciones

1. Separar las yemas de huevo. Mezclar las yemas con el suero de leche, la sémola y dos pizcas de sal y dejar en remojo unos 10 minutos.
2. Aderezar el quark con el zumo de limón y el edulcorante líquido. Lavar las fresas. Retirar los tallos. Partir la fruta por la mitad.
3. Batir las claras de huevo a punto de nieve. Incorporar la mezcla a la sémola.
4. Poner un poco de aceite en una sartén y calentarlo. Con un cucharón vierte la sémola en la sartén caliente y deja que se dore. Dar la vuelta con un perro. Fríe así unas 4 tortitas.

5. Rellenar las tortitas con la crema de quark y añadir algunas fresas. Servir en un plato.

Nutrición Calorías330 kcal Hidratos de carbono 31 g Proteínas 22 g Grasas 8 g

5. Tortilla de piña

Tiempo de preparación: 20
minutos Tiempo de cocción:
10 minutos Raciones: 2

Ingredientes

- 1 huevo
- 16 g de dulzura diabética
- 20 g de harina
- 200 g de queso crema
- 70 g de nata montada
- 1 anillo de piña, espolvoreado y limón

Direcciones

1. Separar el huevo. Batir las claras a punto de nieve. Añadir el dulce diabético. Incorporar las yemas de huevo.
2. Rallar la piel del limón y añadirla a la mezcla. Añadir la harina.
3. Precaliente el horno.
4. Cubrir la bandeja de hornear con papel pergamino. Con una cuchara, extender la masa en un círculo y hornear durante 10 minutos.
5. Sacar las tortillas, colocarlas en platos y dejarlas enfriar.
6. Mezclar el queso crema con la nata. Batir el resto de la nata hasta que esté dura y añadirla. Añadir el edulcorante y sazonar al gusto.

Nutrición Calorías 376 kcal Hidratos de carbono 36 g Proteínas 26 g Grasas 12g

6. Tortilla Stracciatella

Tiempo de preparación: 30
minutos Tiempo de cocción:
15 minutos Raciones: 2

Ingredientes

- 2 huevos
- 12 g de dulzura diabética
- 20 g de harina
- ½ cacao en polvo
- 1 limón
- 25 g de chocolate negro
- 125 g de nata montada

Direcciones

1. Rallar la piel del limón.
2. Separar las yemas de un huevo. Batir la clara a punto de nieve y añadir poco a poco el dulce diabético. Incorporar la yema de huevo y la ralladura de limón.
3. Precaliente el horno.
4. Colocar papel pergamino en una bandeja de horno. Extender la mezcla con una cuchara en dos círculos y hornear durante 10 minutos.
5. Retirar la masa del papel de hornear, colocarla en un plato y dejarla enfriar.
6. Rallar el chocolate en rejillas. Montar la nata a punto de nieve e incorporar el chocolate. Poner todo en una manga pastelera y aplicar a las tortillas.

7. Espolvorear las tortillas con el cacao y enfriar durante un cuarto de hora.

Nutrición Calorías 390 kcal Hidratos de carbono 22 g Proteínas 9 g Grasas 30 g

7. Rodajas de sémola roja

Tiempo de preparación: 10
minutos Tiempo de cocción:
65 minutos Raciones: 2

Ingredientes

- 75 g de mantequilla
- 200 ml de leche
- 1 cubo de levadura
- 500 g de harina
- 2 huevos
- 108 g de dulzura diabética
- Sal, grasa y 1 paquete de hierba roja en polvo

Direcciones

1. Calentar la leche y disolver la levadura en ella.
2. Derretir la mantequilla y ponerla en un bol. Mezclar con la harina, los huevos, el dulce diabético y la sal. Remover con el gancho de amasar. Tapar y dejar subir durante unos 40 minutos.
3. Amasar la masa repetidamente. Engrasar el molde y extender la masa. Deje pasar unos 20 minutos.
4. Mezclar la sémola roja en polvo con 6 cucharadas de agua, verterla en un cazo y llevarla brevemente a ebullición. A continuación, retírelo del fuego y déjelo enfriar.
5. Hacer huecos en la masa con una cucharada y añadir la gelatina roja.
6. Dejar que la masa suba durante 10 minutos. Mientras tanto, precalentar el horno. Hornee la masa en el horno durante 20 minutos.

Nutrición Calorías160 kcal Hidratos de carbono 24 g Proteínas 5 g Grasas 6 g

8. Caracoles de manzana con pasas

Tiempo de preparación: 10
minutos Tiempo de cocción:
40 minutos Raciones: 2

Ingredientes

- 50 g de manzanas
- 18 g de dulzura diabética
- 5 g de pasas
- 10 barritas de almendra
- 20 g de quark bajo en grasa
- 1 cucharada de aceite, 40 g de harina y 1/8 de sobre de levadura química

Direcciones

1. Lavar las manzanas, abrirlas, quitarles la tripa y ponerlas en trozos pequeños. Cortar los trozos.
2. Poner los trozos de manzana en una cacerola. Añadir el zumo de limón y el dulce diabético. Cuece todo al vapor durante diez minutos. Añadir las pasas y las láminas de almendra. Remover y dejar enfriar.
3. Mezclar el quark, el dulce diabético, el aceite, la harina y la levadura en polvo (aproximadamente 1/8 de paquete). Espolvorear la superficie de trabajo con harina y extender la masa en forma de rectángulo. Repartir los trozos de manzana por encima.
4. Precaliente el horno.
5. Enrollar la masa. Corta el rollo en trozos uniformes, colócalo en papel de horno y hornéalo en el horno durante 20 minutos.

6. Mezclar el dulce diabético y el limón y untar los
   caracoles.

Nutrición Calorías 190 kcal Hidratos de carbono 27 g
Proteínas 4 g Grasas 5 g

9. Panecillos de ciruela

Tiempo de preparación: 10
minutos Tiempo de cocción:
50 minutos Raciones: 2

Ingredientes

- 25 g de nueces en grano
- 85 g de ciruelas (sin hueso)
- 30 g de mantequilla
- 1 huevo
- 12 g de azúcar
- 30 ml de leche
- 60 gramos de harina
- 15 g de mermelada de albaricoque
- Sal y polvo de hornear

Direcciones

1. Cortar toscamente las nueces. Lavar las ciruelas, deshuesarlas si es necesario y cortarlas en trozos pequeños.
2. Mezclar el huevo y la leche. Añadir la harina, 1/2 cucharadita de levadura en polvo y una pizca de sal. Mezclar las nueces y las ciruelas.
3. Poner 4 - 6 fundas de papel una dentro de la otra.
4. Precaliente el horno.
5. La Investigación Mi rellena las pastillas de papel maché. Los puños deben estar llenos en dos tercios.
6. Colocar los puños en una bandeja de horno y hornear durante 40 minutos.
7. Dejar enfriar las magdalenas y pincelarlas con la mermelada.

Nutrición Calorías 250 kcal Hidratos de carbono 28 g
Proteínas 7 g Grasas 9 g

10. Panecillo italiano

Tiempo de preparación: 10
minutos Tiempo de cocción:
10 minutos Raciones: 2
Ingredientes
- 60 g de mozzarella
- 2 tomates
- 2 rollos de mini-Panelino
- 2 cucharaditas de mantequilla de ajo
- 2 rodajas de mortadela italiana (20 g)
- 2 hojas de lechuga
- 3 aceitunas
- Albahaca y pimienta de colores

Direcciones
1. Lavar los tomates, quitarles el estilo y la tripa. Cortar la mozzarella y los tomates en tiras.
2. Cortar el panecillo por la mitad y untarlo con mantequilla de ajo.
3. Precaliente el horno.
4. Cubrir la mitad de cada una con mortadela, rodajas de tomate, mozzarella y albahaca. Moler la pimienta y espolvorear por encima. Colocar la otra mitad del bollo encima.
5. Poner los panecillos en el horno y dorarlos durante 3 minutos o dorarlos en un grill durante unos 3 minutos.
6. Sacar los panecillos y servir en los platos. Adornar con aceitunas, lechuga y las rodajas de tomate restantes.

NutriciónCalorías 320 kcalCarbohidratos 30 g Proteínas 13 g Grasas 16 g

ALMUERZO

11. Almendras tostadas con canela

Tiempo de preparación: 10
minutos Tiempo de cocción:
25 minutos Raciones: 8

Ingredientes:
- 2 tazas de almendras enteras
- 1 cucharada de aceite de oliva
- 1 cucharadita de canela molida
- ½ cucharadita de sal

Direcciones:
1. Precalentar el horno a 325°F y forrar una bandeja para hornear con papel pergamino.
2. Mezcle las almendras, el aceite de oliva, la canela y la sal.
3. Esparcir las almendras en la bandeja del horno en una sola capa.
4. Hornear durante 25 minutos, removiendo varias veces, hasta que se tueste.

Nutrición: Calorías 150 Grasas 13,6g Carbohidratos 5,3g, Proteínas 5g Azúcar 1g Fibra 3,1g Sodio 148mg

12. Vieiras con verduras verdes

Tiempo de preparación: 10
minutos Tiempo de cocción:
8-11 minutos Raciones: 4

Ingredientes:

- 1 taza de judías verdes
- 1 taza de guisantes congelados
- 1 taza de brócoli picado congelado
- 2 cucharaditas de aceite de oliva
- ½ cucharadita de albahaca seca
- ½ cucharadita de orégano seco
- 12 onzas de vieiras

Direcciones:

1. En un bol grande, mezcle las judías verdes, los guisantes y el brócoli con el aceite de oliva. Colocar en la cesta de la freidora. Fría al aire durante 4 a 6 minutos, o hasta que las verduras estén crujientes y tiernas.
2. Saque las verduras de la cesta de la freidora y espolvoréelas con las hierbas. Reservar.
3. En la cesta de la freidora, ponga las vieiras y fríalas durante 4 o 5 minutos, o hasta que las vieiras estén firmes y alcancen una temperatura interna de sólo 145°F en un termómetro de carne.
4. Mezclar las vieiras con las verduras y servir inmediatamente.

Nutrición: Calorías: 124 Grasas: 3gProteínas: 14g
Carbohidratos: 11g Sodio: 56mg Fibra: 3g Azúcar: 3g

13. Bistec bajo en grasa

Tiempo de preparación: 10
minutos Tiempo de cocción:
10 minutos Raciones: 3

Ingredientes:

- 400 g de carne de vacuno
- 1 cucharadita de pimienta blanca
- 1 cucharadita de cúrcuma
- 1 cucharadita de cilantro
- 1 cucharadita de aceite de oliva
- 3 cucharaditas de zumo de limón
- 1 cucharadita de orégano
- 1 cucharadita de sal
- 100 g de agua

Direcciones:

1. Frote los filetes con pimienta blanca y cúrcuma y póngalos en el bol grande.
2. Espolvorear la carne con sal, orégano, cilantro y zumo de limón.
3. Dejar los filetes durante 20 minutos.
4. Combine el aceite de oliva y el agua y viértalo en el bol con los filetes.
5. Asa los filetes en la freidora durante 10 minutos por ambos lados.
6. Sírvalo inmediatamente.

Nutrición: Calorías - 268 kcal Proteínas - 40,7 gramos Grasas - 10,1 gramos Hidratos de carbono - 1,4 gramos

14. Pollo en zumo de tomate

Tiempo de preparación: 10
minutos Tiempo de cocción:
15 minutos Raciones: 3

Ingredientes:

- 350 g de filete de pollo
- 200 g de zumo de tomate
- 100 g de tomates
- 2 cucharaditas de albahaca
- 1 cucharadita de chile
- 1 cucharadita de orégano
- 1 cucharadita de romero
- 1 cucharadita de aceite de oliva
- 1 cucharadita de menta
- 1 cucharadita de zumo de limón

Direcciones:

1. Coge un bol y prepara la salsa de tomate: combina la albahaca, el chile, el orégano, el romero y el aceite de oliva, la menta y el zumo de limón y remueve la mezcla con mucho cuidado.
2. Puede utilizar una batidora de mano para mezclar la masa. Esto hará que la mezcla sea suave.
3. Tome un filete de pollo y sepárelo en 3 trozos.
4. Poner la carne en la mezcla de tomate y dejarla durante 15 minutos.
5. Mientras tanto, precaliente el horno de la freidora a 23 C.

6. Poner la mezcla de carne en la bandeja y meterla en el horno durante al menos 15 minutos.

Nutrición: Calorías - 258 kcal Proteínas - 34,8 gramos Grasas - 10,5 gramos Hidratos de carbono - 5,0 gramos

15. Solomillo de cordero picante

Tiempo de preparación: 10
minutos Tiempo de cocción:
20 minutos Raciones: 4

Ingredientes:

- Filetes de solomillo de cordero de 1 libra, alimentados con pasto, deshuesados
- Para la marinada:
- ½ cebolla blanca pelada
- 1 cucharadita de hinojo molido
- 5 dientes de ajo pelados
- 4 rodajas de jengibre
- 1 cucharadita de sal
- 1/2 cucharadita de cardamomo molido
- 1 cucharadita de garam masala
- 1 cucharadita de canela molida
- 1 cucharadita de pimienta de cayena

Direcciones:

1. Ponga todos los ingredientes de la marinada en un procesador de alimentos y púlselos hasta que estén bien mezclados.
2. Haga cortes en las chuletas de cordero utilizando un cuchillo, luego colóquelas en un bol grande y añada la marinada preparada en él.
3. Mezclar bien hasta que las chuletas de cordero queden cubiertas con la marinada y dejarlas marinar en la nevera durante un mínimo de 30 minutos.

4. A continuación, encienda la freidora de aire, introduzca la cesta de la freidora, engrásela con aceite de oliva y ciérrela con su tapa, ponga la freidora a 330 grados F y precaliéntela durante 5 minutos.
5. Abra la freidora, añada las chuletas de cordero en ella, ciérrela con su tapa y cocínelas durante 15 minutos hasta que estén bien doradas y cocidas, dando la vuelta a los filetes a mitad de la fritura.
6. Cuando la freidora emita un pitido, abra la tapa, pase los filetes de cordero a un plato y sírvalos.

Nutrición: Calorías: 182 Cal Carbohidratos: 3 g Grasa: 7 g Proteína: 24 g
Fibra: 1 g

16. Chuletas de cerdo con verduras

Tiempo de preparación: 10
minutos Tiempo de cocción:
20 minutos Raciones: 2-4

Ingredientes:
- 4 chuletas de cerdo
- 2 tomates rojos
- 1 pimiento verde grande
- 4 hongos
- 1 cebolla
- 4 rebanadas de queso
- Sal
- Pimienta molida
- Aceite de oliva virgen extra

Direcciones:
1. Poner las cuatro chuletas en un plato y salpimentar.
2. Ponga dos de las chuletas en la cesta de la freidora.
3. Colocar rodajas de tomate, rodajas de queso, rodajas de pimiento, rodajas de cebolla y rodajas de champiñón. Añade unos hilos de aceite.
4. Tome la freidora de aire y seleccione 1800C, 15 minutos.
5. Comprobar que la carne está bien hecha y sacarla.
6. Repetir la misma operación con las otras dos chuletas de cerdo.

Nutrición: Calorías: 106 Grasas: 3,41g Carbohidratos: 0g
Proteínas: 20.99g Azúcar: 0g Colesterol: 0mg

17. Filetes de cerdo con jamón serrano

Tiempo de preparación: 10
minutos Tiempo de cocción:
20 minutos Raciones: 4

Ingredientes:

- 400 g de filetes de cerdo cortados muy finos
- 2 huevos cocidos y picados
- 100g de jamón serrano picado
- 1 huevo batido
- Migas de pan

Direcciones:

1. Hacer un rollo con los filetes de cerdo. Introducir el huevo medio cocido y el jamón serrano. Para que el rollo no pierda su forma, sujetar con un hilo o palillos.
2. Pasar los panecillos por el huevo batido y luego por el pan rallado hasta formar una buena capa.
3. Ajuste la temperatura de la freidora de aire durante unos minutos a 180° C.
4. Introduzca los panecillos en la cesta y programe el temporizador durante unos 8 minutos a 180º C.
5. Sirve.

Nutrición: Calorías: 424 kcal Grasas: 15,15gCarbohidratos: 37,47g Proteínas: 31,84g

18. Ternera con sésamo y jengibre

Tiempo de preparación: 10
minutos Tiempo de cocción:
23 minutos Raciones: 4-6

Ingredientes:

- ½ taza de tamari o salsa de soja
- 3 cucharadas de aceite de oliva
- 2 cucharadas de aceite de sésamo tostado
- 1 cucharada de azúcar moreno
- 1 cucharada de jengibre fresco molido
- 3 dientes de ajo picados
- 1 a 1½ libras de filete de falda, solomillo deshuesado o lomo bajo

Direcciones:

1. Junte la salsa tamari, los aceites, el azúcar moreno, el jengibre y el ajo en un bol pequeño. Añade la carne a una bolsa de plástico de un cuarto de tamaño y vierte la marinada en la bolsa. Presione en la bolsa todo el aire posible y séllela.

2. Refrigere de 1 a 1½ horas, dándole la vuelta a la mitad del tiempo. Sacar la carne de la marinada y desechar la marinada. Secar la carne con toallas de papel. Cocinar a una temperatura de 350°F durante 20 a 23 minutos, dándole la vuelta a mitad de la cocción.

Nutrición: Calorías: 381 Grasas: 5g Carbohidratos: 9,6g Proteínas: 38g Azúcar: 1,8g Colesterol: 0mg

19. Solomillo

Tiempo de preparación: 10
minutos Tiempo de cocción:
15 minutos Raciones: 6
Ingredientes:
- 2 filetes de solomillo, alimentados con hierba
- 1 cucharada de aceite de oliva
- 2 cucharadas de condimento para carne

Direcciones:
1. Encienda la freidora de aire, introduzca la cesta de la freidora, engrásela con aceite de oliva y ciérrela con su tapa, ponga la freidora a 392 grados F y precaliéntela durante 5 minutos.
2. Mientras tanto, seque los filetes con una palmadita, pincélelos con aceite y luego sazónelos bien con el condimento para filetes hasta que estén cubiertos por ambos lados.
3. Abra la freidora, añada los filetes, ciérrela con su tapa y cocínelos durante 10 minutos hasta que estén bien dorados y crujientes, dándoles la vuelta a mitad de la fritura.
4. Cuando la freidora emita un pitido, abra la tapa, pase los filetes a un plato y sírvalos.

Nutrición: Calorías: 253,6 Calorías Carbohidratos: 0,2 g Grasas: 18,1 g Proteínas:
21.1 g Fibra: 0,1 g

20. Palomitas de canela con especias

Tiempo de preparación: 10
minutos Tiempo de cocción:
5 minutos Raciones: 4

Ingredientes:
- 8 tazas de maíz inflado
- 2 cucharaditas de azúcar
- De ½ a 1 cucharadita de canela molida
- Spray de cocina con sabor a mantequilla

Direcciones:
1. Precaliente el horno a 350°F y forre una bandeja de asar poco profunda con papel de aluminio.
2. Haga las palomitas con las instrucciones que prefiera.
3. Extienda las palomitas en la bandeja de asar y mezcle el azúcar y la canela en un bol pequeño.
4. Rociar ligeramente las palomitas con spray de cocina y mezclarlas para cubrirlas uniformemente.
5. Espolvorear con canela y volver a mezclar.
6. Hornear durante 5 minutos hasta que esté crujiente y servir caliente.

Nutrición: Calorías 70 Grasas 0,7g Carbohidratos 14,7g Proteínas 2,1g Azúcar 2,2g Fibra 2,5g Sodio 1mg

21. Chuletas de cordero al ajo y romero

Tiempo de preparación: 10
minutos Tiempo de cocción:
12 minutos Raciones: 4
Ingredientes:

- 4 chuletas de cordero, alimentadas con pasto
- 1 cucharadita de pimienta negra molida
- 2 cucharaditas de ajo picado
- 1 ½ cucharadita de sal
- 2 cucharaditas de aceite de oliva
- 4 dientes de ajo pelados
- 4 ramitas de romero

Direcciones:

1. Tome la sartén, coloque las chuletas de cordero en ella, sazone la parte superior con ½ cucharadita de pimienta negra y ¾ de cucharadita de sal, luego rocíe uniformemente con aceite y unte con 1 cucharadita de ajo picado.
2. Añade los dientes de ajo y el romero y deja marinar las chuletas de cordero en la sartén dentro del frigorífico durante un mínimo de 1 hora.
3. A continuación, encienda la freidora de aire, introduzca la sartén, ciérrela con su tapa, ponga la freidora a 360 grados F y cocine durante 6 minutos.
4. Déle la vuelta a las chuletas de cordero, sazónelas con el resto de la sal y la pimienta negra, añada el resto del ajo picado y

Continuar la cocción durante 6 minutos o hasta que las chuletas de cordero estén cocidas.

5. Cuando la freidora emita un pitido, abra la tapa, pase las chuletas de cordero a un plato y sírvalas.

Nutrición: Calorías: 616 Cal Carbs: 1 g Grasa: 28 g Proteína: 83 g
Fibra: 0,3 g

CENA

22. Sorprendente avena nocturna de manzana y canela

Tiempo de preparación: 10 minutos Tiempo de cocción: 7 horas Raciones: 2

Ingredientes

- ¾ de taza de leche de coco
- 1 manzana entera cortada en dados
- ½ taza de avena cortada con acero
- ½ cucharada de miel cruda

Lo que necesitará del armario de la tienda

- 1 cucharada de aceite de coco
- ¾ de taza de agua fresca
- ¼ de cucharada de sal al gusto, de mar
- 1 cucharada de canela

Direcciones:

1. Rocíe su olla de barro con aceite de cocina. Esto es para evitar que los alimentos se peguen.
2. Añadir el agua, la leche de coco, las manzanas, la avena, el aceite de coco, la miel cruda, la sal y la canela. Remover para combinar.
3. Tapar y cocinar durante unas 6-7 horas a fuego lento.
4. Servir caliente con los aderezos favoritos.

Nutrición: Calorías: 284, Grasa: 17,9g, Carbohidratos: 30,3g, Proteínas: 4,2g, Azúcares: 1,3g, Fibra: 4,7g, Sodio: 30mg, Potasio: 90mg

23. Zoodles con pesto de guisantes

Tiempo de preparación: 10
minutos Tiempo de cocción:
10 minutos Raciones: 2

Ingredientes:
- 1 ½ calabacines
- 1 cucharada de aceite de oliva virgen extra
- Una pizca de sal marina
- Pesto de guisantes

Direcciones:
1. Cortar el calabacín a lo largo en tiras largas con un pelador de verduras. Utiliza un cuchillo para cortar las tiras a la anchura deseada. Alternativamente, utilice un espiralizador para cortar el calabacín en fideos.
2. En una sartén grande, se calienta el aceite de oliva hasta que brille a fuego medio-alto. Se añade el calabacín y se cocina hasta que se ablande durante unos 3 minutos. Añadir la sal marina.
3. Mezclar los fideos de calabacín con el pesto.

Nutrición: Calorías: 348 kcal Grasa: 30g Sodio: 343mg Carbohidratos: 13g Fibra: 1g Proteínas: 10g

24. Camarones Peri-Peri

Tiempo de preparación: 10
minutos Tiempo de cocción:
15 minutos Raciones: 2

Ingredientes:

* Salsa Peri-Peri
* ½ lb. de camarones grandes, pelados y desvenados
* 1 cucharada de aceite de oliva virgen extra
* Sal marina

Direcciones:

1. Precalentar la parrilla del horno en alto.
2. En una olla pequeña, ponga la salsa peri-peri a fuego lento.
3. Mientras tanto, coloque las gambas limpias en una bandeja de horno con borde, con las venas hacia abajo. Unte con aceite de oliva y espolvoree con sal.
4. Asar hasta que estén opacas, unos 5 minutos. Servir con la salsa a un lado para mojar o con una cuchara por encima de las gambas.

Nutrición: Calorías: 279 kcal Grasa: 16g Sodio: 464mg Carbohidratos: 10g Fibra: 3g Proteínas: 24g

25. Fletán con lima y cilantro

Tiempo de preparación: 30 minutos Tiempo de cocción: 15 minutos Raciones: 2

Ingredientes:

- 2 cucharadas de zumo de lima
- 1 cucharada de cilantro fresco picado
- 1 cucharadita de aceite de oliva o canola
- 1 diente de ajo, finamente picado
- 2 filetes de fletán o salmón (aproximadamente ¾ lb.)
- Pimienta recién molida al gusto
- ½ taza de salsa en trozos

Direcciones:

1. En un plato de cristal o plástico poco profundo o en una bolsa de plástico resellable para guardar alimentos, mezcla el zumo de lima, el cilantro, el aceite y el ajo. Añada el mero, dándole la vuelta varias veces para cubrirlo con la marinada. Tapa y refrigera 15 minutos, dándole la vuelta una vez.
2. Caliente la parrilla de gas o carbón. Saque el mero de la marinada; deseche la marinada.
3. Colocar el fletán en la parrilla a fuego medio. Cubra la parrilla; cocine de 10 a 20 minutos, dándole la vuelta una vez, hasta que el fletán se desmenuce fácilmente con un tenedor. Espolvoréelo con pimienta. Servir con salsa.

Nutrición: Calorías: 190 kcal Grasa: 4,5g Colesterol: 90mg Sodio: 600mg Carbohidratos: 6g Fibra: 0g Azúcares: 2g Proteínas: 32g

26. Chuletas de cerdo de otoño con lombarda y manzanas

Tiempo de preparación: 15 minutos Tiempo de cocción: 30 minutos Raciones: 2

Ingredientes:
- 1/8 de taza de vinagre de sidra de manzana
- 1 cucharada de edulcorante granulado
- 2 (4 oz.) chuletas de cerdo, de aproximadamente 1 pulgada de grosor
- ½ cucharada de aceite de oliva virgen extra
- ¼ de lombarda, finamente rallada
- ½ cebolla dulce, cortada en rodajas finas
- ½ manzana, pelada, descorazonada y cortada en rodajas
- ½ cucharadita de tomillo fresco picado

Direcciones:
1. Mezcle el vinagre y el edulcorante. Déjelo a un lado.
2. Sazonar la carne de cerdo con sal y pimienta.
3. Poner una sartén grande a fuego medio-alto y añadir el aceite de oliva.
4. Cocine las chuletas de cerdo hasta que ya no estén rosadas, dándoles la vuelta una vez, unos 8 minutos por lado.
5. Poner las chuletas a un lado.
6. Añade la col y la cebolla a la sartén y saltea hasta que las verduras se hayan ablandado unos 5 minutos.

7. Añadir la mezcla de vinagre y las rodajas de manzana a la sartén y llevar la mezcla a punto de ebullición.
8. Ajustar el fuego bajo y cocer a fuego lento durante 5 minutos más.
9. Vuelva a poner las chuletas de cerdo en la sartén, junto con los jugos acumulados y el tomillo, tape y cocine durante 5 minutos más.

Nutrición: Calorías: 223 kcal Grasas: 12g Carbohidratos: 3g

27. Lomo de cerdo marinado a la naranja

Tiempo de preparación: 2
horas Tiempo de cocción:
30 minutos Raciones: 2

Ingredientes:

- 1/8 de taza de zumo de naranja recién exprimido
- 1 cucharadita de ralladura de naranja
- 1 cucharadita de ajo picado
- ½ cucharadita de salsa de soja baja en sodio
- ½ cucharadita de jengibre fresco rallado
- ½ cucharadita de miel
- ¾ libras de lomo de cerdo asado
- ½ cucharada de aceite de oliva virgen extra

Direcciones:

1. Mezclar el zumo de naranja, la ralladura, el ajo, la salsa de soja, el jengibre y la miel.
2. Vierta la marinada en una bolsa de plástico con cierre y añada el solomillo de cerdo.
3. Eliminar todo el aire posible y cerrar la bolsa. Deje marinar la carne de cerdo en el frigorífico, dando la vuelta a la bolsa unas cuantas veces, durante 2 horas.
4. Precaliente el horno a 400°F.
5. Saque el lomo de la marinada y deseche la marinada.
6. Poner una sartén grande para horno a fuego medio-alto y añadir el aceite.

7. Dorar el solomillo de cerdo por todos los lados, unos 5 minutos en total.
8. Colocar la sartén en el horno y asar durante 25 minutos.
9. Dejar reposar 10 minutos antes de servir.

Nutrición: Calorías: 228 kcal Carbohidratos: 4g Azúcar: 3g

28. Chili chipotle vegetariano

Tiempo de preparación: 5
minutos Tiempo de cocción:
6 horas Raciones: 2

Ingredientes:
- ¼ de cebolla, cortada en dados
- 2 ¼ oz. de maíz congelado
- ¾ de zanahorias, cortadas en dados
- Comino molido
- 1 diente de ajo picado
- ½ batata mediana, cortada en dados
- ¼ de cucharadita de chile chipotle en polvo
- Pimienta negra molida
- 1 taza de alubias rojas, cocidas a partir de alubias secas, o utilice alubias enlatadas enjuagadas
- ¼ de cucharada de sal
- 7 oz. de tomates, cortados en cubos, sin escurrir
- ½ aguacate, cortado en dados

Direcciones:
- En una olla de cocción lenta, combine todos los ingredientes excepto los aguacates cortados en cubos.
- Cocine durante 3 horas a fuego alto, y luego cocine durante 3 horas a fuego lento hasta que esté hecho. Si lo desea, también puede cocinar durante 4-5 horas a fuego alto o 7-8 horas a fuego lento hasta que esté cocido.
- Cuando esté hecho, sírvelo con los dados de aguacate y disfrútalo.

Nutrición: Calorías: 283   kcalGrasas: 8g
Carbohidratos: 45g Proteínas: 11g

29. Arroz salvaje

Tiempo de preparación: 5
minutos Tiempo de cocción:
2-3 horas Raciones: 2

Ingredientes:
- ¼ de taza de cebollas picadas
- ½ taza de arroz salvaje, o mezcla de arroz salvaje, sin cocer
- ¾ tazas de caldo de pollo, bajo en sodio
- ¼ de taza de pimientos verdes o rojos picados
- 1/8 cucharadita de pimienta
- ½ cucharada de aceite
- 1/8 cucharadita de sal
- ¼ de taza de champiñones, en rodajas

Direcciones:
1. En una olla de cocción lenta, coloque el arroz y las verduras, y luego vierta el aceite, la pimienta y la sal sobre las verduras. Revuelva bien.
2. Calienta el caldo de pollo en una olla y luego vierte los ingredientes en la olla de cocción lenta.
3. Cierra la tapa y cocina durante 2 ½-3 horas a fuego alto, hasta que el arroz se haya ablandado y el líquido se haya absorbido.
4. Sirve y disfruta.

Nutrición: Calorías: 157 kcal Grasa: 3g Hidratos de carbono: 27g Proteínas: 6g

CARNE

30. Pechuga de ternera a la barbacoa

Tiempo de preparación: 25
minutos Tiempo de cocción:
10 horas Raciones: 10
Ingredientes:

- 4 libras de pechuga de ternera (sin hueso), recortada y cortada en rodajas
- 1 hoja de laurel
- 2 cebollas cortadas en aros
- ½ cucharadita de tomillo seco, machacado
- ¼ de taza de salsa de chile
- 1 diente de ajo picado
- Sal y pimienta al gusto
- 2 cucharadas de azúcar moreno claro
- 2 cucharadas de maicena
- 2 cucharadas de agua fría

Direcciones:

1. Poner la carne en una olla de cocción lenta.
2. Añadir la hoja de laurel y la cebolla.
3. En un bol, mezclar el tomillo, la salsa de chile, la sal, la pimienta y el azúcar.
4. Vierta la salsa sobre la carne.
5. Mezclar bien.
6. Sellar la olla y cocinar a fuego lento durante 10 horas.

7. Deseche la hoja de laurel.
8. Verter el líquido de cocción en una sartén.
9. Añadir la mezcla de agua y maicena.
10. Cocer a fuego lento hasta que la salsa haya espesado.
11. Vierta la salsa sobre la carne.

Nutrición: Calorías 182 Grasas 6 g Colesterol 57 mg Carbohidratos 9 g Fibra 1 g Azúcares 4 g Proteínas 20 g Potasio 383 mg

31. Ternera y espárragos

Tiempo de preparación: 15
minutos Tiempo de cocción:
10 minutos Raciones: 4

Ingredientes:

- 2 cucharaditas de aceite de oliva
- 1 libra de solomillo de ternera magro, recortado y cortado en rodajas
- 1 zanahoria rallada
- Sal y pimienta al gusto
- 12 oz. de espárragos, recortados y cortados en rodajas
- 1 cucharadita de hierbas de Provenza secas, trituradas
- ½ taza de Marsala
- ¼ de cucharadita de ralladura de limón

Direcciones:

1. Vierta el aceite en una sartén a fuego medio.
2. Añade la carne y la zanahoria.
3. Sazonar con sal y pimienta.
4. Cocer durante 3 minutos.
5. Añadir los espárragos y las hierbas.
6. Cocer durante 2 minutos.
7. Añadir el Marsala y la ralladura de limón.
8. Cocinar durante 5 minutos, removiendo frecuentemente. **Nutrición:** Calorías 327 Grasas 7 g Colesterol 69 mg Hidratos de carbono 29 g Fibra 2 g Azúcares 3 g Proteínas 28 g

32. Carne italiana

Tiempo de preparación: 20 minutos
Tiempo de cocción: 1 hora y 20
minutos Raciones: 4
Ingredientes:
- Spray de cocina
- 1 libra de bistec redondo de ternera, recortado y cortado en rodajas
- 1 taza de cebolla picada
- 2 dientes de ajo picados
- 1 taza de pimiento verde picado
- ½ taza de apio picado
- 2 tazas de champiñones, cortados en rodajas
- 14 ½ oz. de tomates enlatados en cubos
- ½ cucharadita de albahaca seca
- ¼ de cucharadita de orégano seco
- 1/8 de cucharadita de pimienta roja triturada
- 2 cucharadas de queso parmesano rallado

Direcciones:
1. Rocíe aceite en la sartén a fuego medio.
2. Cocinar la carne hasta que se dore por ambos lados.
3. Pasar la carne a un plato.
4. Añade a la sartén la cebolla, el ajo, el pimiento, elapio y los champiñones.
5. Cocinar hasta que estén tiernos.
6. Añadir los tomates, las hierbas y la pimienta.
7. Vuelve a poner la carne en la sartén.

8. Cocer a fuego lento y tapado durante 1 hora y 15 minutos.
9. Remover de vez en cuando.
10. Espolvorear el queso parmesano por encima del plato antes de servir.

Nutrición: Calorías 212 Grasa 4 g Colesterol 51 mg Carbohidratos 14 g Fibra 3 g Proteínas 30 g Potasio 876 mg

33. Cordero y garbanzos

Tiempo de preparación: 30
minutos Tiempo de cocción:
30 minutos Raciones: 4

Ingredientes:

- 1 libra de pierna de cordero (sin hueso), recortada y cortada en trozos pequeños
- 2 cucharadas de aceite de oliva
- 1 cucharadita de cilantro molido
- Sal y pimienta al gusto
- ½ cucharadita de comino molido
- ¼ de cucharadita de pimienta roja triturada
- ¼ de taza de menta fresca picada
- 2 cucharaditas de ralladura de limón
- 2 dientes de ajo picados
- 30 oz. de garbanzos sin sal, enjuagados y escurridos
- 1 taza de tomates picados
- 1 taza de pepino inglés picado
- ¼ de taza de perejil fresco, picado
- 1 cucharada de vinagre de vino tinto

Direcciones:

1. Precaliente su horno a 375 grados F.
2. Colocar el cordero en una fuente de horno.
3. Añada la mitad de lo siguiente: aceite, comino y cilantro
4. Condimentar con pimienta roja, sal y pimienta.
5. Mezclar bien.

6. Asar durante 20 minutos.
7. En un bol, combine el resto de los ingredientes con los condimentos restantes.
8. Añade sal y pimienta.
9. Servir el cordero con la mezcla de garbanzos.

Nutrición: Calorías 366 Grasas 15 g Colesterol 74 mg Sodio 369 mg Carbohidratos 27 g Fibra 7 g Proteínas 32 g

34. Cordero con brócoli y zanahorias

Tiempo de preparación: 20
minutos Tiempo de cocción:
10 minutos Raciones: 4

Ingredientes:

- 2 dientes de ajo picados
- 1 cucharada de jengibre fresco rallado
- ¼ de cucharadita de pimienta roja triturada
- 2 cucharadas de salsa de soja baja en sodio
- 1 cucharada de vinagre blanco
- 1 cucharada de almidón de maíz
- 12 onzas de carne de cordero, recortada y cortada en rodajas
- 2 cucharaditas de aceite de cocina
- 1 libra de brócoli, cortado en ramilletes
- 2 zanahorias, cortadas en tiras
- ¾ de taza de caldo de carne bajo en sodio
- 4 cebollas verdes picadas
- 2 tazas de pasta de espaguetis cocida

Direcciones:

1. Combine el ajo, el jengibre, la pimienta roja, la salsa de soja, el vinagre y la maicena en un bol.
2. Añadir el cordero a la marinada.
3. Dejar marinar durante 10 minutos.
4. Deseche la marinada.
5. En una sartén a fuego medio, añadir el aceite.
6. Añadir el cordero y cocinar durante 3 minutos.

7. Pasar el cordero a un plato.
8. Añadir el brócoli y las zanahorias.
9. Cocinar durante 1 minuto.
10. Vierta el caldo de carne.
11. Cocer durante 5 minutos.
12. Vuelve a poner la carne en la sartén.
13. Espolvorear con cebolla de verdeo y servir sobre los espaguetis.

Nutrición: Calorías 205 Grasas 6 g Colesterol 40 mg Carbohidratos 17 g Fibra 4 g Proteínas 22 g

35. Cordero estofado con verduras

Tiempo de preparación: 30 minutos
Tiempo de cocción: 2 horas y 15
minutos Raciones: 6
Ingredientes:
- Sal y pimienta al gusto
- 2 ½ lb. de pierna de cordero deshuesada, recortada y cortada en cubos
- 1 cucharada de aceite de oliva
- 1 cebolla picada
- 1 zanahoria picada
- 14 oz. de tomates enlatados en cubos
- 1 taza de caldo de carne bajo en sodio
- 1 cucharada de romero fresco picado
- 4 dientes de ajo picados
- 1 taza de cebollas perladas
- 1 taza de nabos pequeños, pelados y cortados en gajos
- 1 ½ tazas de zanahorias pequeñas
- 1 ½ tazas de guisantes
- 2 cucharadas de perejil fresco picado

Direcciones:
1. Espolvorear sal y pimienta por ambos lados del cordero.
2. Vierta el aceite en una sartén profunda.
3. Cocinar el cordero durante 6 minutos.
4. Pasar el cordero a un plato.
5. Añadir la cebolla y la zanahoria.

6. Cocer durante 3 minutos.
7. Incorporar los tomates, el caldo, el romero y el ajo.
8. Cocer a fuego lento durante 5 minutos.
9. Volver a añadir el cordero a la sartén.
10. Reducir el fuego a bajo.
11. Cocer a fuego lento durante 1 hora y 15 minutos.
12. Añadir la cebolla perla, la zanahoria baby y los nabos baby.
13. Cocer a fuego lento durante 30 minutos.
14. Añadir los guisantes.
15. Cocinar durante 1 minuto.
16. Adornar con perejil antes de servir.

Nutrición: Calorías 420 Grasas 14 g Colesterol 126 mg Hidratos de carbono 16 g Fibra 4 g Proteínas 43 g

36. Rosemary Lamb

Tiempo de preparación: 15
minutos Tiempo de cocción:
2 horas Raciones: 14

Ingredientes:

- Sal y pimienta al gusto
- 2 cucharaditas de romero fresco, picado
- 5 libras de pierna de cordero entera, recortada y cortada con hendiduras en todos los lados
- 3 dientes de ajo picados
- 1 taza de agua

Direcciones:

1. Precaliente su horno a 375 grados F.
2. Mezclar la sal, la pimienta y el romero en un bol.
3. Espolvorear la mezcla por todo el cordero.
4. Introducir las láminas de ajo en las hendiduras.
5. Poner el cordero en una bandeja de asar.
6. Añadir agua a la sartén.
7. Asar durante 2 horas.

Nutrición: Calorías 136 Grasas 4 g Colesterol 71 mg Sodio 218 mg Proteínas 23 g Potasio 248 mg

37. Albóndigas mediterráneas de cordero

Tiempo de preparación: 10
minutos Tiempo de cocción:
20 minutos Raciones: 8

Ingredientes:

- 12 oz. de pimientos rojos asados
- 1 ½ tazas de pan rallado integral
- 2 huevos batidos
- 1/3 de taza de salsa de tomate
- ½ taza de albahaca fresca
- ¼ de taza de perejil picado
- Sal y pimienta al gusto
- 2 libras de cordero molido sin grasa

Direcciones:

1. Precaliente su horno a 350 grados F.
2. En un bol, mezclar todos los ingredientes y luego formar albóndigas.
3. Poner las albóndigas en una bandeja de horno.
4. Hornear durante 20 minutos.

Nutrición: Calorías 94 Grasas 3 g Colesterol 35 mg Sodio 170 mg Carbohidratos 2 g Fibra 1 g Proteínas 14 g

POSTRE

38. Galletas de anacardo asadas

Tiempo de preparación:
minutos Tiempo de
cocción: minutos Raciones:
Raciones: 4 **Ingredientes**

- 2 tazas de coco desecado sin azúcar
- 2 cucharadas de harina de coco
- 3/4 de taza de anacardos tostados
- ¼ de taza de aceite de coco virgen extra, derretido
- 2 huevos
- 1/4 de taza de chispas de chocolate sin azúcar
- 1/4 de taza de Swerve
- 1 cucharada de extracto de vainilla

Direcciones

1. Ajuste el horno a 320 grados F.
2. Coloca una hoja de galletas con una hoja de pergamino. Déjala a un lado.
3. Triturar todo en una batidora dejando sólo los trozos de chocolate.
4. Incorpore las chispas de chocolate y haga 8 galletas con esta masa.
5. Colocar las galletas en la bandeja y hornear durante 20 minutos.

6. Servir

Nutrición: 211 calorías1,7 g de grasa 212 mg de colesterol53 mg de sodio 17,5 g de carbohidratos 0,6 g de fibra dietética0,5 g de azúcares totales 6,1 g de proteínas

39. Mousse de chocolate cremoso

Tiempo de preparación: 10
minutos Tiempo de cocción:
10 minutos Raciones: 2

Ingredientes

- 3 claras de huevo
- 1 taza de crema de coco en lata
- 4 cucharadas de cacao en polvo sin azúcar
- 2 cucharadas de swerve

Direcciones

1. Separar las yemas de las claras.
2. Batir las claras en una batidora eléctrica durante 2 minutos.
3. Añadir el xilitol y mezclar bien.
4. Incorporar lentamente la crema de coco y el cacao en polvo.
5. Refrigerar la mousse durante 2 horas.
6. Adornar con copos de coco.
7. Sirve.

Nutrición: 121 calorías1,5 g de grasa 322 mg de colesterol143 mg de sodio12,5 g de carbohidratos0 g de fibra dietética0,5 g de azúcares totales
7,4 g de proteínas

40. Barras de coco Bounty

Tiempo de preparación: 10
minutos Tiempo de cocción:
10 minutos Raciones: 4

Ingredientes
- 2 tazas de coco desecado sin azúcar
- 1/2 taza de crema de coco en conserva
- 1/3 de taza de eritritol
- 1/3 de taza de aceite de coco

virgen extra Capa de chocolate
- 6 oz. de chips de chocolate sin azúcar
- 2 cucharaditas de aceite de coco virgen extra
- 1-2 gotas de stevia al gusto

Direcciones
1. Colocar una capa de plástico en un molde cuadrado de 10 pulgadas.
2. Triturar todo en una batidora, excepto la cobertura de chocolate.
3. Mezclar bien hasta que la masa esté suave.
4. Envuelve la masa con el plástico y congela durante 10 minutos.
5. Cortar la masa en 20 barras.
6. Derretir los trozos de chocolate con las gotas de soja en el microondas durante 30 segundos.
7. Sumergir cada barra en el chocolate fundido.
8. Congelar las barras durante 10 minutos.
9. Sirve.

Nutrición: 281 calorías 9,7 g de grasa 228 mg de colesterol160 mg de sodio 0,5 g de carbohidratos 0 g de fibra dietética 0,5 g de azúcares totales

7,4 g de proteínas

41. Tarta de arándanos y almendras

Tiempo de preparación: 10 minutos Tiempo de cocción: 25 minutos Raciones: 4

Ingredientes

- Corteza de almendras con nueces
- 1 taza de nueces
- 6 cucharadas de harina de almendra
- 2 cucharadas de aceite de coco
- 1 clara de huevo
- Extracto de vainilla 2-3 gotas Relleno
- 1 taza de arándanos congelados
- 2 cucharadas de semillas de chía

Direcciones

Corteza de almendras con nueces

1. Triturar todo en un procesador de alimentos y convertir la masa en una bola.
2. Envuelve esta bola con un envoltorio de plástico y hazla rodar hasta formar una costra.
3. Colocar esta corteza de almendra en el montículo de la tarta. Relleno
1. Mezclar las semillas de chía con los arándanos en un bol.
2. Vierta esta mezcla en la corteza.

3. Haga un diseño entrecruzado en la parte superior utilizando un poco de la corteza de masa restante.
4. Hornear durante 25 minutos. Servir.

Nutrición: 221 calorías0,7 g de grasa28 mg de colesterol16 mg de sodio

21,5 g de hidratos de carbono0 g de fibra dietética3,2 g de azúcares totales0,4 g de proteínas.

42. Pudín de coco con chía

Tiempo de preparación: 10
minutos Tiempo de cocción:
0 minutos Raciones: 2

Ingredientes

- 1/3 de taza de semillas de chía
- 1/4 de taza de cacao en polvo sin azúcar
- Stevia, al gusto
- 1/3 de taza de cacao crudo (Nibs)
- 2 1/2 tazas de leche de almendras con chocolate sin azúcar

Direcciones

1. Mezclar en un bol las semillas de chía, la stevia, los nibs de cacao, el cacao en polvo y la leche.
2. Cubrir la mezcla de semillas de chía y ponerla en la nevera durante 4 horas.
3. Decorar con nibs de cacao, bayas y crema de coco.
4. Sirve.

Nutrición: 253 calorías10,2 g de grasa 312 mg de colesterol11 mg de sodio17,5 g de carbohidratos0,4 g de fibra dietética12,5 g de azúcares totales0,4 g de proteínas

43. Pizza de espárragos y asiago con salsa de pimientos rojos

Tiempo de preparación: 10
minutos Tiempo de cocción:
15 minutos Raciones: 4

Ingredientes:

- 8 espárragos, con las puntas duras recortadas, cortados por la mitad a lo largo y en trozos de 5 cm.
- 1 corteza de pizza de trigo integral preparada o 1 corteza de pizza fina de trigo integral precocida (12 pulgadas) comprada
- 1 receta de salsa para pizza con pimientos rojos asados
- 3 onzas de queso Asiago rallado (aproximadamente 3/4 de taza)

Direcciones:

1. Coloque una rejilla de horno en el escalón más bajo del horno. Precaliente el horno a 450°F.
2. Poner una olla pequeña de agua a hervir a fuego alto. Añade los espárragos y cocínalos hasta que estén crujientes, 2 minutos. Escurrir y secar con toallas de papel.
3. Colocar la corteza en la rejilla inferior del horno y hornear 5 minutos.
4. Saque la corteza del horno y extienda la salsa uniformemente sobre la corteza, dejando un borde de 1/2 pulgada. Coloque los espárragos uniformemente sobre la salsa. Espolvoree

con el Asiago. Hornee en la rejilla inferior hasta que la corteza esté dorada y el queso se derrita, unos 8 minutos. Cortar en 8 cuñas y servir enseguida.

Nutrición: 35 g de carbohidratos 268 cal11 g de grasa19 mg de col6 g de fibra11 g de pro425 mg de sod

44. Bowls de melocotón a la parrilla y yogur de coco

Tiempo de preparación: 10 minutos Tiempo de cocción: 5 minutos Raciones: 4

Ingredientes:

- 2 melocotones, cortados por la mitad y sin hueso
- ½ taza de yogur griego natural sin grasa
- 1 cucharadita de extracto puro de vainilla
- ¼ de taza de copos de coco seco sin azúcar
- 2 cucharadas de pistachos sin sal, descascarillados y troceados

Direcciones:

1. Precaliente la parrilla a temperatura alta. Coloque la rejilla en la posición más cercana a la parrilla.
2. En una sartén poco profunda, coloque las mitades de melocotón, con el corte hacia arriba. Asar durante 6 a 8 minutos hasta que estén dorados, tiernos y calientes.
3. En un tazón pequeño, mezcle el yogur y la vainilla.
4. Con una cuchara, introduzca el yogur en la cavidad de cada mitad de melocotón.
5. Espolvorear 1 cucharada de copos de coco y 1½ cucharaditas de pistachos sobre cada mitad de melocotón. Servir caliente.

Nutrición: Calorías: 102 Grasas: 5g Proteínas: 5g Carbohidratos: 11g Azúcares: 8g Fibra: 2g Sodio: 12mg

45. Fideos caseros

Tiempo de preparación: 10
minutos Tiempo de cocción:
240 minutos Raciones: 2

Ingredientes:
- 1 taza de queso mozzarella rallado
- 1 yema de huevo

Direcciones:
1. Añade la mozzarella a un bol y caliéntala en el microondas durante 1-2 minutos, hasta que se derrita. Dejar enfriar durante 30 segundos.
2. Con una espátula de goma, incorporar suavemente la yema de huevo al queso.
3. Volcar la mezcla en una bandeja para hornear forrada con papel pergamino. Coloca otro trozo de papel pergamino encima de la masa y presiona con la mano hasta que quede fina.
4. Retirar la pieza superior de pergamino y cortar la masa en tiras finas. Colocar la "pasta" en una rejilla y refrigerar durante cuatro horas o toda la noche.
5. Para cocerlos, colóquelos en agua hirviendo durante 1 minuto. Escurrir y pasar por agua fría para evitar que se pegue. Sirva con su salsa favorita.

Nutrición: Calorías 67 Carbohidratos 1g Proteínas 5g Grasas 5g Azúcar 0g Fibra 0g

46. Sorbete de melón

Tiempo de preparación: 10
minutos Tiempo de cocción:
5 minutos Raciones: 4
Ingredientes:
- 11/4 tazas de agua
- 1/3 de taza de azúcar
- 2 tazas de melón picado
- 2 cucharaditas de zumo de lima

Direcciones:
1. Mezclar el agua y el azúcar en un cazo pequeño y cocer a fuego medio, removiendo a menudo, hasta que el azúcar se disuelva, unos 3 minutos. Dejar que se enfríe a temperatura ambiente.
2. Combine el jarabe de azúcar, el melón y el zumo de lima en un procesador de alimentos y procese hasta que quede suave. Refrigere hasta que se enfríe, 2 horas.
3. Pasar a una heladora y congelar según las instrucciones del fabricante. Pasar a un recipiente hermético y congelar durante la noche. Dejar reposar a temperatura ambiente 10 minutos antes de servir. El sorbete se puede congelar durante 1 semana.

Nutrición: 23 g de carbohidratos 92 cal 0 g de grasa0 mg de col1 g de fibra 1 g de pro13 mg de sod

47. Puré de calabaza

Tiempo de preparación: 10
minutos Tiempo de cocción:
25 minutos Raciones: 6
Ingredientes:
- 3 libras de calabaza entera (aproximadamente 2 medianas)
- 2 cucharadas de aceite de oliva
- Sal y pimienta

Direcciones:
1. Precalentar el horno a 400°F y forrar una bandeja para hornear con papel pergamino.
2. Cortar la calabaza por la mitad y quitar las semillas.
3. Corta la calabaza en cubos y mézclala con aceite, luego extiéndela en la bandeja de hornear.
4. Asar durante 25 minutos hasta que estén tiernos y luego colocarlos en un procesador de alimentos.
5. Mezclar suavemente y sazonar con sal y pimienta al
gusto.

Nutrición: Calorías 90 Grasas 4,8g Carbohidratos 8,5g
Proteínas 2,1g Azúcar 1,7g Fibra 3,9g Sodio 4mg

48. Muesli de frutas y frutos secos

Tiempo de preparación: 10 minutos Tiempo de cocción: 0 minutos Raciones: 4

Ingredientes:

- 1 taza de leche desnatada
- 1 cucharada de miel
- 1 taza de copos de avena a la antigua usanza
- 1 taza de arándanos frescos
- 1/4 de taza de almendras, tostadas y picadas

Direcciones:

1. Combinar la leche y la miel en un bol mediano y remover hasta que estén bien mezcladas. Incorpore la avena y los arándanos.
2. Repartir en 4 cuencos y espolvorear cada ración con 1 cucharada de almendras. Puede cubrir y refrigerar el muesli sin las almendras hasta 4 días. Espolvorear con el resto de las almendras justo antes de servir.

Nutrición: 28 g de carbohidratos 183 cal 6 g de grasa 1 mg de col 4 g de fibra 7 g de pro 27 mg de sod

49. Batido de avena con melocotón y nata

Tiempo de preparación: 10 minutos Tiempo de cocción: 5 minutos Raciones: 1

Ingredientes:

- Rodajas de melocotón congeladas - 1 taza
- Yogur griego - 1 taza
- Avena - ¼ de taza
- Extracto de vainilla - ¼ de cucharadita
- Leche de almendras - 1 taza

Direcciones:

1. Combinar todo en una licuadora y batir hasta que esté suave.

Nutrición: Calorías 331 Grasas: 4gCarbohidratos: 46gProteínas 29g

50. Brócoli en dos minutos en el microondas con mantequilla de limón

Tiempo de preparación: 10 minutos Tiempo de cocción: 0 minutos Raciones: 2

Ingredientes:
- 2 tazas de ramilletes de brócoli, cortados en trozos pequeños
- 2 cucharaditas de zumo de limón
- 1 cucharadita de mantequilla sin sal
- 1/4 de cucharadita de sal kosher

Direcciones:
1. Coloca el brócoli en un recipiente apto para microondas y cúbrelo con papel de plástico. Calienta en el microondas a máxima potencia durante 2 minutos.
2. Mientras tanto, ponga el zumo de limón, la mantequilla y la sal en un bol mediano.
3. Destapar con cuidado el brócoli y escurrirlo en un colador. Vuelva a ponerlo en el bol, añada el zumo de limón, la mantequilla y la sal, y mézclelo todo con cuidado. Servir de inmediato.

Nutrición: 3 g de carbohidratos24 cal1 g de grasa3 mg de col2 g de fibra2 g de pro85 mg de sod

51. Tarta de capas de chocolate con glaseado blanco esponjoso

Tiempo de preparación: 10
minutos Tiempo de cocción:
30 minutos Raciones: 12

Ingredientes:

- 1 receta de tarta de chocolate
- 1 receta de glaseado blanco esponjoso

Direcciones:

1. Prepare la receta del pastel, horneando el pastel en moldes redondos. Para ello, forre dos moldes redondos de 8 ó 9 pulgadas con papel pergamino. Unte las paredes de los moldes con las 2 cucharaditas de mantequilla. Vierta la masa uniformemente en los moldes. Hornea los pasteles de 8 pulgadas durante 25 minutos y los de 9 pulgadas durante 23 minutos.

2. Enfriar los pasteles en los moldes sobre una rejilla durante 10 minutos. Sacar de los moldes y enfriar completamente en una rejilla. Extiende el glaseado entre las capas y en los lados y la parte superior del pastel.

Nutrición: 38 g de carbohidratos 222 cal 8 g de grasa 5 g de grasa saturada 43 mg de col 2 g de fibra 4 g de pro 151 mg de sod

52. Mermelada de frambuesa y albahaca

Tiempo de preparación: 10
minutos Tiempo de cocción:
20 minutos Raciones: 24

Ingredientes:

- 2 libras de frambuesas frescas
- 1/3 de taza de albahaca fresca, cortada en dados finos
- 2 cucharadas de zumo de limón
- Lo que necesitará del armario de la tienda
- ½ taza de Splenda

Direcciones:

1. Añada las bayas y el zumo de limón a un cazo grande y póngalo a fuego medio. Utilizar una cuchara de madera para romper las bayas. Llevar a ebullición y cocer a fuego lento 5-6 minutos, o hasta que la mezcla empiece a burbujear.

2. Incorpore la Splenda y cocine, revolviendo frecuentemente, hasta que la Splenda se disuelva y la mezcla se asemeje a un jarabe, aproximadamente 15 minutos.

3. Retirar del fuego e incorporar la albahaca. Coloque una cuchara en tarros de cristal con tapas herméticas. Deje que se enfríen por completo, añada las tapas y refrigere. El tamaño de la porción es de 1 cucharada.

Nutrición: Calorías 40 Carbohidratos 8g Proteínas 0g Grasa 0g Azúcar 6g Fibra 2g

KETO DIABETIC EXTRA RECETAS

53. Tarta de naranja cetogénica

Tiempo de preparación: 10 minutos Tiempo de cocción: 50 minutos Raciones: 8

Ingredientes:

- 2 y 1/2 tazas de harina de almendras
- 2 Naranjas lavadas sin cera
- 5 Huevos grandes separados
- 1 cucharadita de levadura en polvo
- 2 cucharaditas de extracto de naranja
- 1 cucharadita de vainilla en polvo
- 6 Semillas de vainas de cardamomo machacadas
- 16 gotas de stevia líquida; unas 3 cucharaditas
- 1 puñado de almendras laminadas para decorar

Direcciones:

1. Precaliente su horno a una temperatura de unos 350 Fahrenheit.
2. Forrar una bandeja de horno rectangular con papel pergamino.
3. Poner las naranjas en una olla llena de agua fría y cubrirla con una tapa.

4. Llevar la cacerola a ebullición, luego dejar cocer a fuego lento durante 1 hora y asegúrese de que las naranjas estén totalmente sumergidas.
5. Asegúrese de que las naranjas estén siempre sumergidas para eliminar cualquier sabor amargo.
6. Cortar las naranjas por la mitad, quitarles las pepitas escurrir el agua y reservar las naranjas para que se enfríen.
7. Corta las naranjas por la mitad y quita las semillas, luego haz un puré con una licuadora o un procesador de alimentos.
8. Separar los huevos y batir las claras a punto de nieve.
9. Añadir todos los ingredientes, excepto las claras de huevo, a la mezcla de naranja y añadir las claras de huevo; luego mezclar.
10. Verter la masa en el molde y espolvorear con las almendras laminadas justo encima.
11. Hornea el pastel durante unos 50 minutos.
12. Sacar el pastel del horno y dejarlo enfriar durante 5 minutos.
13. Corta el pastel en rodajas; luego sírvelo y disfruta de su increíble sabor.

Nutrición: Calorías: 164 Grasa: 12g Carbohidratos: 7,1 Fibra: 2,7g Proteínas: 10,9g

54. Tarta de limón

Tiempo de preparación: 20
minutos Tiempo de cocción:
20 minutos Raciones: 9

Ingredientes:

- 2 limones medianos
- 4 huevos grandes
- 2 cucharadas de mantequilla de almendras
- 2 cucharadas de aceite de aguacate
- 1/3 de taza de harina de coco
- 4-5 cucharadas de miel (u otro edulcorante de su elección)
- 1/2 cucharada de bicarbonato de sodio

Direcciones:

1. Precaliente su horno a una temperatura de unos 350 F.
2. Romper los huevos en un bol grande y reservar dos claras.
3. Batir las 2 claras de huevo con las yemas, la miel, el aceite, la mantequilla de almendras, la ralladura de limón y el zumo y batir muy bien.
4. Combinar el bicarbonato de sodio con la harina de coco y añadir gradualmente esta mezcla seca a los ingredientes húmedos y seguir batiendo durante un par de minutos.
5. Batir los dos huevos con una batidora de mano y batir el huevo hasta convertirlo en espuma.

6. Añadir la espuma de huevo blanco poco a poco a la mezcla con una espátula de silicona.
7. Pasar la masa obtenida a la bandeja cubierta con un papel de horno.
8. Hornea el pastel durante unos 20 a 22 minutos.
9. Deje que el pastel se enfríe durante 5 minutos y luego córtelo en rodajas.
10. Sirve y disfruta de tu delicioso pastel!

Nutrición: Calorías: 164Grasas: 12g Carbohidratos: 7,1 Fibra: 2,7g Proteínas: 10,9g

CONCLUSIÓN

Para una persona con diabetes es muy esencial llevar una dieta saludable. Las personas con diabetes de tipo 1 deben controlar el consumo de hidratos de carbono y mantener una estricta

objetivo glucémico, que varía de una persona a otra. Cuando conozcas los distintos tipos de carbohidratos y su impacto en la glucemia, te resultará más fácil ajustar tu dieta.

Estas recetas abordan una variedad de condiciones y síntomas relacionados con la diabetes. Las comidas son una fuente tanto de proteínas como de hidratos de carbono. Si es usted diabético y busca regularmente alternativas saludables a la dieta estándar para diabéticos, este libro de cocina es la elección perfecta.

Con el aumento de la diabetes en Estados Unidos, es importante estar atentos a lo que comemos. La diabetes es una enfermedad que requiere tomar las precauciones necesarias para evitar que los niveles de azúcar en sangre se descontrolen. Una dieta sana que garantice que su cuerpo recibe los nutrientes que necesita le ayudará a asegurarse de que la diabetes está controlada. En este libro de cocina, se cocinan recetas que abordan tanto los síntomas de la diabetes como los de la hipoglucemia. También encontrará muchas recetas deliciosas que fomentan una alimentación sana y el control de su diabetes.

La dieta ideal para diabéticos tiene en cuenta sus necesidades individuales, así como sus deseos personales en materia de nutrición. Su objetivo principal debe ser prevenir las complicaciones derivadas de los niveles altos de azúcar en la sangre o de los niveles bajos.

niveles de azúcar. También debe estar preparado por si sus niveles de azúcar en sangre fluctúan durante el día o la noche.

Este libro de cocina le ayudará a mantener unos niveles

aludables de azúcar en la sangre proporcionándole toda la información que necesita para tomar decisiones saludables a la hora de comprar, cocinar y comer. Podrá encontrar consejos médicos sobre cómo prevenir y revertir la diabetes, recetas para el desayuno, el almuerzo y la cena que son bajas en carbohidratos y altas en proteínas, así como un desglose de los alimentos que son altos en carbohidratos frente a los que son bajos en carbohidratos.

CPSIA information can be obtained
at www.ICGtesting.com
Printed in the USA
BVHW061053170621
609821BV00002B/170